AF262371

DU

PANSEMENT ANTISEPTIQUE

LISTÉRIEN

AU POINT DE VUE DES RÉSULTATS PRATIQUES

PAR

M. E. LÉTIÉVANT

Chirurgien en chef de l'Hôtel-Dieu de Lyon,
Professeur à la Faculté de médecine

———

(Communication faite au Congrès du Havre, août 1877)

LYON

ASSOCIATION TYPOGRAPHIQUE

U. RIOTOR, RUE DE LA BARRE, 12

—

1877

DU

PANSEMENT ANTISEPTIQUE LISTÉRIEN

AU POINT DE VUE DES RÉSULTATS PRATIQUES

(Extrait du Lyon Médical).

DU

PANSEMENT ANTISEPTIQUE

LISTÉRIEN

AU POINT DE VUE DES RÉSULTATS PRATIQUES

PAR

M. E. LÉTIÉVANT

Chirurgien en chef de l'Hôtel-Dieu de Lyon,
Professeur à la Faculté de médecine.

(Communication faite au Congrès du Havre, août 1877)

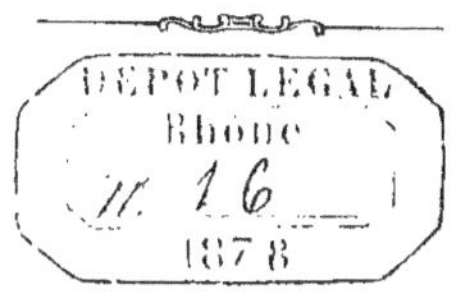

LYON

ASSOCIATION TYPOGRAPHIQUE

C. RIOTOR, RUE DE LA BARRE, 12

1877

DU

PANSEMENT ANTISEPTIQUE

LISTÉRIEN

AU POINT DE VUE DES RÉSULTATS PRATIQUES

Cette communication a pour objet la constatation de la supériorité du traitement des plaies par la méthode dite Listérienne.

J'avais mis en application cette méthode, en 1869, il y a huit ans, dans mon service. Mais sa pratique, différente d'ailleurs de celle d'aujourd'hui, ne m'avait pas paru tenir ses promesses. Je l'avais abandonnée.

De nouveau réintroduite dans mon service avec les modifications nouvelles, je l'ai mise à l'étude pendant les deux années qui viennent de s'écouler.

Elle m'a donné des résultats si frappants, que je n'hésite pas à les faire connaître.

J'ai cherché dans cette méthode à suivre, aussi exactement que possible, son grand précepte fondamental : « Ne jamais laisser la plaie au contact de l'air extérieur, mais la tenir constamment entourée d'une atmosphère de vapeurs phéniquées. »

Pour cela, au moment de l'opération et des pansements, je me suis servi des vaporisations phéniquées faites à l'aide des divers pulvérisateurs connus aujourd'hui. Pour cela encore, les pansements ont été faits, non avec les substances mêmes qu'emploie Lister (il me fallait pour un grand et actif service des moyens rapides de pansement), mais avec des taffetas cirés fins servant d'enveloppe protectrice, puis du coton passé par une lessive de potasse et de soude, desséché et enfin imprégné, au moment du pansement, d'une eau chargée d'acide phénique à la dose de 2,50 sur 100.

Une bande sortant de la solution antiseptique servait à soutenir les pièces précédentes. Une couche de coton cardé sec, enveloppant le tout, était destinée, soit à protéger la blessure contre les chocs accidentels, soit à maintenir une douce chaleur, soit à conserver en rapport avec le pourtour de la plaie les vapeurs mêmes se dégageant des couches profondes du pansement. Mon pansement était, comme on le voit, humide, il dégageait constamment des vapeurs phéniquées pendant l'intervalle des pansements.

Trois grands faits ressortent de l'expérimentation de cette méthode pendant ces deux années (juillet 1875 au 10 août 1877 :

1° L'infection purulente n'a plus reparu dans mon service ;

2° Les blessures compliquées graves ont guéri avec beaucoup plus de facilité ;

3° La réunion immédiate tentée après les opérations est presque toujours suivie de succès.

Je ne parle pas des autres avantages moins considérables dus à cette méthode de pansement, tels que propreté des plaies, diminution de suppuration, disparition ou diminution des odeurs infectes, soit des plaies, soit des salles, etc.

§ I.

L'infection purulente a disparu.

Avant l'introduction de cette méthode de pansement, l'infection purulente était fréquente à l'Hôtel-Dieu de Lyon.

Quelques-uns ont dit qu'elle y était en permanence. Il est certain qu'elle s'y manifestait quelquefois épidémiquement. Il est certain aussi qu'un chirurgien ne passait pas une année sans avoir à déplorer quelques victimes de cette redoutable complication des plaies.

La fréquence de cette complication avait été même un des motifs principaux invoqués au Congrès de Lyon, en 1872, pour condamner à la destruction l'Hôtel-Dieu de cette ville.

Eh bien, depuis la généralisation du pansement listérien dans cet hôpital, l'infection purulente tend à disparaître. Depuis deux ans, je n'en ai pas eu un seul cas dans mon service, fait qui ne s'était jamais produit.

Rien pourtant comme malades, comme gravité de blessures ou comme autres conditions hygiéniques, rien n'a été changé dans mon service.

Le mouvement des malades accuse pendant ces deux années 1,213 lésions sanglantes, 954 non sanglantes, 181 fractures simples, 21 fractures compliquées, près de 50 amputations.

Le nombre d'opérations pratiquées pendant ces deux années a dépassé le chiffre de 1,500. C'est le même mouvement que dans les années antérieures, et rien n'a été changé, si ce n'est le pansement.

Il me paraît donc logique d'attribuer la disparition de l'infection purulente à l'introduction du pansement antiseptique mis en usage.

§ II.

Les blessures compliquées graves ont guéri avec beaucoup plus de facilité.

Sur les 202 fractures que j'ai eu à traiter dans mon service pendant ces deux années, il y en a eu un certain nombre de compliquées gravement.

Tableau des fractures compliquées les plus importantes.

SALLE	SEXE	AGE	NOMS	PAYS	ENTRÉE	LÉSIONS.	SORTIE
S.-Louis	H	39	Poncet	Lyon	6 juillet 1875	Fracture de l'extrémité supérieure de la jambe par passage de roue de voiture pesante. Large plaie de 8 cent. de longueur. Saillies de pointes osseuses à travers la plaie. Hémorrhagie abondante.	5 sept. 1875 Guéri
S.-Paul	F	67	Bastia	S. Laurent	6 juillet 1875	Fracture du tiers inférieur de la jambe avec deux plaies et saillie du fragment à travers la plaie. Refus d'amputation ; affaiblissement progressif. Le pansement listérien n'avait été mis en usage que les quinze derniers jours. — DÉCÈS le 6 sept. 1875.	
S.-Louis	H	55	Vincendon	Bron	27 sept. 1375	Écrasement de deux doigts de la main ; ouverture de l'articulation ; pansement listérien. Sorti en voie de guérison.	16 octobre 1875 voie guér.
S.-Louis	H	31	Treyaux	Lyon	30 sept.	Écrasement des deux derniers doigts de la main ; pansement de Lister. Il y a un pareil 3e cas à la même époque, guéri aussi.	16 octobre 1875 idem
S.-Paul	F	71	Gropellier	Jura	23 août	Fracture de jambe compliquée de plaie avec saillie des fragments.	24 nov. 75 guérie
S.-Louis	H	20	P.	Lyon	3 janvier 1876	Grand traumatisme par chute d'un lieu élevé ; fracture de jambe ; écrasement de l'astragale en plusieurs fragments ; ouverture de l'articulation. Refus d'amputation, extirpation des esquilles le huitième jour. La gangrène foudroyante emporte le malade en 24 heures. — DÉCÈS le 12 janv. 1876.	
S.-Louis	H	13	Baillon	Lyon	8 novemb. 1875	Fracture compliquée de plaie d'humérus ; issue de cet os ; ouverture de l'articulation du coude ; résection de 13 cent. 1/2 de l'os.	20 février 1876
S.-Louis	H	19	Tinlaud	Ardèche	16 juin 1875	Fracture comminutive de l'humérus droit avec plaie très-étendue, par coup de feu ; grand délabrement des parties molles.	21 mars 1876 guéri
S.-Paul	F	32	Girard	Isère	17 nov. 1375	Fracture compliquée de jambe au quart inférieur, plaie considérable au niveau de la fracture.	3 fév. 1876 guérie
S.-Louis	H	63	Debour	Lyon	28 février 1876	Fracture compliquée de plaie du tibia par coup de pied de cheval, au quart supérieur de la jambe.	avril 1876 guéri
S.-Paul	F	56	Vachon	Lyon	15 janvier 1876	Fracture du radius, moitié inférieure, compliquée de plaie.	8 avr. 1876 guérie
S.-Paul	F	18	Fassion	Venissieux	8 mai 1876	Fracture de jambe compliquée de perforation des téguments.	Juill. 1876 guérie
S.-Louis	H					Fracture comminutive du tibia.	sept. 1876
S.-Marthe	F	12	Bruyère	Hte-Loire	20 juin 1876	Fracture de l'humérus avec large plaie ; ouverture de l'articulation du coude ; résection.	4 avr. 1877
S.-Louis	H	21	Marais	Lyon	9 juin 1877	Écrasement des deux premiers orteils droits.	1 juil. 1877
S.-Louis	H	18	Bessette	Isère	14 juin	Fracture compliquée de jambe ; délabrement considérable ; refus de l'amputation ; résection des quatre bouts osseux et suture osseuse des deux fragments du tibia.	10 août état satisf.
S.-Louis	H	37	Giroud	Isère	12 juillet 1877	Fracture compliquée de plaie, au tiers inférieur de la jambe ; résection des deux bouts du tibia ; suture osseuse de ces bouts.	10 août 77 état excel.
S.-Paul	H	70	Barbezieu	Venissieux	18 juillet 1877	Fracture de jambe au quart inférieur ; ouverture de l'articulation ; résection de la malléole interne.	10 août 77 presq. cic.
S.-Philipp.	F	17	Brunet	Lyon	5 août 1877	Fracture de jambe il y a trois semaines ; issue du fragment tibial ; ouverture de l'articulation.	20 août 77 bon état
S.-Joseph.	H	45	Rousset	Lyon	2 juin	Fracture de jambe compliquée de plaie ; large ouverture de l'articulation tibio-tarsienne ; fracture du bassin ; traumatisme considérable.	20 août 77 guéri

Voilà une série de 20 fractures graves compliquées de plaies : 18 guérisons, 2 décès.

Je pourrais y ajouter encore plusieurs autres cas de guérison, tels que : écrasement de doigts, de pieds, de mains.

Je veux même des 20 cas ne retenir que les fractures extrêmement graves :

Celles de jambe, par exemple, il y en a 12.

Celles de l'humérus, il y en a 3.

En tout, 15 graves fractures compliquées : 13 guérisons, 2 décès.

Si on ne veut tenir compte que des fractures de jambe compliquées, c'est : 10 guérisons, 2 décès.

Des résultats aussi satisfaisants ne s'étaient jamais observés. L'amputation était la règle dans les fractures de jambe compliquées de plaie, surtout avec ouverture de l'articulation. Aujourd'hui l'amputation devient l'exception et la chirurgie conservatrice doit reculer ses limites.

Non-seulement le pansement antiseptique permet aujourd'hui la conservation dans ces lésions graves dites fractures compliquées, mais encore il autorise des tentatives opératoires nouvelles ou d'autres tentatives très-graves devant lesquelles on pouvait à bon droit hésiter.

Depuis longtemps, je songeais à éviter l'amputation d'avant-bras à certains malades offrant des lésions suppuratives graves du poignet et pourtant se refusant à la mutilation du membre.

Rassuré par l'influence heureuse du pansement antiseptique, je n'ai pas hésité à pratiquer dans un cas d'ostéo-arthrite suppurée chronique du carpe, à l'aide de deux incisions latérales au poignet, ne compromettant aucun organe, l'extirpation de tous les os du carpe, la résection des deux apophyses styloïdes radiale et cubitale et de l'extrémité supérieure du deuxième métacarpien. Une suppuration peu abondante suivit l'opération; aucune complication locale ne s'est manifestée.

Par un procédé analogue, tracé de telle sorte qu'il ne porte atteinte à aucun organe important, il m'a été permis d'extirper les cinq os de la deuxième rangée du tarse et l'extrémité supérieure du deuxième métatarse sans que les suites rapprochées de cette opération aient présenté la moindre gravité.

Si le malade a ultérieurement succombé à d'autres lésions incurables, l'opération qu'il avait subie au pied plusieurs mois auparavant n'a été pour rien dans ce résultat éloigné.

Enfin, il y a trois mois, je pratiquai pour une pseudarthrose du fémur la résection des deux bouts osseux de cet os. Ces bouts séparés l'un de l'autre par une couche fibro-musculaire n'avaient pu se souder.

Après la résection j'éprouvai des difficultés à maintenir rapprochées les deux surfaces avivées; il devint nécessaire de forer les deux bouts osseux, d'y introduire un fil de fer à l'aide duquel je pratiquai une suture osseuse.

Mes inquiétudes sur cette grave opération furent vives; cependant mes appréhensions n'ont pas été justifiées.

La soudure osseuse s'effectua.

J'enlevai le fil métallique avec des tenailles le trente-quatrième jour. La petite plaie par laquelle passait le fil se cicatrisa, et aujourd'hui le malade présente un cal volumineux, fort, qui lui permet de quitter l'Hôtel-Dieu.

Plusieurs autres résections, soit des maxillaires, soit des membres inférieurs ou supérieurs, pourraient ici trouver leur citation; mais les faits précédents suffisent pour montrer l'influence favorable du mode de pansement en expérience.

§ III.

L'influence heureuse du pansement nouveau ne s'est pas fait sentir seulement sur les grandes blessures accidentelles ou chirurgicales, mais sa valeur a paru plus frappante encore à propos des tentatives de réunion immédiates dans les plaies graves.

Des essais multipliés pour obtenir la réunion immédiate confirmaient dans cette idée qu'ils étaient rarement suivis de bons résultats.

Avec la nouvelle méthode de pansement, mes tentatives de réunion immédiate furent presque toutes couronnées de succès.

J'eus à la fois, en septembre et en octobre 1875, des réunions immédiates sur :

1° Une opérée d'un carcinome du sein (Sainte-Marthe, 21), dont la plaie mesurait 25 centimètres de longueur.

2° Même opération que la précédente (Sainte-Marthe, 25), plaie : 10 centimètres.

3° Enchondrome parotidien du volume d'un œuf de poule : extirpation.

4° Kyste dermoïde de la tête du sourcil ; longueur de la plaie : 5 centimètres.

5° Plusieurs épithéliomes des lèvres.

6° Fistule vésico-vaginale avec inclusion du col utérin dans la vessie.

7° Amputation du pouce.

8° Amputation du gros orteil.

9° Amputation d'un doigt.

10° Amputation d'avant-bras.

Cette dernière amputation, sur un jeune homme de 21 ans,

du nom de Déprez, pour une tumeur blanche radio-carpienne. Il eut une réunion immédiate parfaite, sans aucune trace du pus dans le moignon. Son tracé de température axillaire monté à 38° le quatrième jour de l'opération seulement, descendait au-desous de 37° le septième jour, pour ne plus accuser d'élévation les jours suivants. L'amputation n'avait donné lieu à aucune fièvre.

En 1876, ma série de réunions immédiates fut bien plus considérable encore. J'eus, entre autres, et comme principales, des réunions immédiates à la suite d'opérations de plusieurs tumeurs du sein ;

De quelques hernies étranglées ;

D'un prolapsus utérin ;

De plusieurs lipomes ;

L'un du bras (80, salle Saint-Paul), plaie : 12 centimètres ;

Un autre lipome de l'épaule (Sainte-Marthe), plaie : 8 centimètres de longueur ;

Un troisième lipome volumineux de la cuisse (Saint-Sacerdos) ;

Un quatrième lipome de la fesse, volumineux ;

De plusieurs tumeurs du cou ;

De plusieurs névrotomies ;

Une du sous-orbitaire ;

Une du buccal ;

Une du grand nerf occipital d'Arnold.

Celle qui m'impressionna le plus, fut celle que j'obtins dans le courant de cette année, sur un amputé du bras. J'en ai donné ailleurs l'observation détaillée.

L'année 1877 me donna des résultats plus étonnants sur ce point :

Dans toutes les grandes amputations (je ne tiens pas compte des petites) que j'ai pratiquées depuis le mois de janvier jusqu'à ce jour, 10 août, et dans lesquelles j'ai fait la tentative de réunion immédiate, j'ai toujours obtenu ce résultat.

Je l'ai obtenu, entre autres, sur :

4 amputés de jambe ;

1 amputé de cuisse ;

1 amputé du bras.

Dans les cas d'amputation où l'état des lambeaux n'a pas permis de pratiquer la réunion immédiate, j'ai toujours eu des résultats favorables.

Ce commencement d'année a donc été exceptionnellement bon, puisque sur une quinzaine d'amputations avant le mois d'août, je n'ai pas perdu un seul opéré.

Voici l'exposé des réunions immédiates obtenues dans les grandes amputations.

SALLE, NOM, AGE	NATURE DE LA MALADIE	AMPUTATION	RÉUNION IMMÉDIATE SUCCÈS
St-Louis, Perrin, 19 ans	Ostéo-arthrite du calcanéum, de l'astragale, du tibia, suppuration.	Amputation de jambe le 19 janvier 1877.	Succ. comp.
St-Louis, Galmon, 40 ans	Fracture à grand fracas de la jambe.	Amputation de la jambe, circulaire, tiers supér., le 20 janvier 1877.	Succ. comp.
St-Paul, Charrier, 40 ans	Ostéo-sarcome du tibia.	Amputation de cuisse le 29 janvier 1877.	Succ. comp.
St-Paul, Bray, 20 ans	Tumeur fongueuse tibio-tarsienne suppurée.	Amputation de jambe au tiers inférieur, le 17 avril 1877.	Succ. comp.
St-Louis, Paris, 21 ans	Ostéo-arthrite suppurée des os du tarse et de l'articulation tibio-tarsienne	Amputation de jambe au tiers inférieur, le 23 avril 1877.	Succ. comp.
St-Joseph, Philippe, 66 a	Épithéliome de la main et de l'avant-bras.	Amputation du bras le 16 juillet.	Succ. comp.

(1) Les détails concernant ces faits ont été publiés dans une brochure récente : *De la réunion immédiate dans les amputations*, par M. Létiévant. (Extrait du LYON MÉDICAL, 1877.)

J'ai donné dans un autre travail tous les détails concernant ces faits. Je me borne là à cette simple énumération et je

signale, en terminant, les conditions qui m'ont paru néces-
saires pour obtenir la réunion immédiate après les opérations.
Il faut :

1° Opérer sous un nuage de vapeurs phéniquées ;

2° Faire l'exsanguéfaction du membre, si cela est possible,
ou au moins une compression digitale parfaite ;

3° Opérer rapidement pour que l'air extérieur reste peu de
temps à impressionner les surfaces de section ;

4° Tordre les artères, ou encore les lier avec le fil animal
ou catégut, fil qui peut se résorber ;

5° Faire comprimer les lambeaux exactement pour qu'aucun suintement sanguin ne puisse s'opérer à leur surface pendant la suture ;

6° Faire la suture métallique à points passés ;

7° Panser ensuite suivant les indications listériennes ; le
pansement modifié tel que je l'ai établi dans mon service me
paraît des meilleurs ;

8° Soutenir ce pansement par une forte couche de coton
destinée à maintenir le moignon dans la chaleur et sous une
compression douce.

Le concours de ces huit conditions me paraît nécessaire
pour obtenir le résultat désiré. J'y ajoute une neuvième con-
dition, celle qui concerne les petits drains phéniqués à placer
aux angles des lèvres de la plaie réunie. Ces drains, qui ne
doivent rester que les premiers jours de l'opération, permet-
tent alors un dégorgement facile des premières exsudations
du moignon.

J'accorde la plus grande importance à l'intervention du
pansement listérien tel que je le pratique. Sans lui, je n'avais
presque jamais autrefois des réunions immédiates réelles.

Depuis l'emploi de ces moyens, j'ai vu, soit à l'Hôtel-Dieu,
soit au dehors, la réunion immédiate s'obtenir assez fréquem-

ment pour que je n'hésite pas aujourd'hui à la considérer comme la règle à la suite des opérations.

Cela est bien différent de ce qu'on observait auparavant.

En résumé : réunion immédiate dans les cas où l'on n'osait l'espérer ;

Conservation dans les cas graves que l'on amputait toujours autrefois ;

Suppression de l'infection purulente.

Voilà les trois grands bienfaits du pansement que j'ai mis en expérience pendant ces deux dernières années.

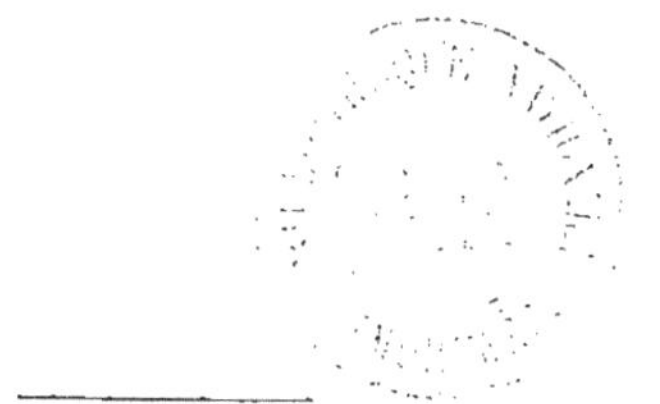

www.ingramcontent.com/pod-product-compliance
Lightning Source LLC
Chambersburg PA
CBHW061858080726
47597CB00010BA/4286